DE L'ESTOMAC

ET

DES ALIMENTS,

Par M. le Dr Chardon,

ANCIEN PRATICIEN,

MEMBRE CORRESPONDANT DES PRINCIPALES SOCIÉTÉS DE MÉDECINE DE FRANCE,

ET DE CELLE DE BRUXELLES.

PARIS.

MAISON SPÉCIALE D'OBJETS D'HYGIÈNE,

Rue de l'Arbre-Sec, 22.

—

1853.

DE L'ESTOMAC

ET DES ALIMENTS,

Par M. le Docteur Chardon,

ANCIEN PRATICIEN,
MEMBRE CORRESPONDANT DES PRINCIPALES SOCIÉTÉS DE MÉDECINE DE FRANCE,
ET DE CELLE DE BRUXELLES.

Les bonnes conditions de l'existence, au point de vue de la santé et du bonheur, dépendent essentiellement de l'estomac et de la tête. En effet, quand l'estomac ou la tête souffre, on tombe dans l'abattement et le découragement; la vie se rembrunit et devient triste. Cela est encore plus vrai pour l'estomac que pour la tête, car lorsque ce viscère est troublé d'une manière quelconque, son influence sympathique se fait sentir de toutes parts, et bien davantage à la tête qu'ailleurs. De sorte que des bonnes conditions de l'estomac dépendent essentiellement la santé et une existence heureuse. De bonnes et faciles digestions, voilà le type du bon estomac; mais ces bonnes et faciles digestions ne se soutiennent qu'autant que l'alimentation est simple et aussi naturelle que possible, et qu'une certaine sobriété règle les besoins. Sous ce rapport, nous sommes au-dessous de la brute; nous mangeons au-delà de la faim, nous buvons au-delà de la soif, ce que ne fait pas l'animal. Bien plus, nous excitons, par des apprêts culinaires très variés, notre palais et à la fois notre odorat et nos yeux, pour prolonger artificiellement un besoin qui n'existe plus, et c'est dans cette sensualité qu'est la source de la plupart des maladies de l'estomac.

Une autre influence très fâcheuse pour l'estomac, et qui ajoute singulièrement aux déréglements, aux excès, c'est l'activité de la tête, la tourmente morale, dues autant et plus à notre civilisation mal réglée, aux révolutions qui en découlent, à la multiplicité des besoins, au désir effréné des richesses qu'à notre caractère national. Cela explique ce qui se dit de toutes parts, et qui, n'est malheureusement que trop vrai, que nos constitutions et nos estomacs ne valent pas ceux de nos pères, il faut dire aujourd'hui nos aïeux. Aussi rien de plus fréquent, de nos jours, que les affections nerveuses et les fatigues d'estomac. Je crois que tout ne dépend pas de nous, et que l'hérédité y a une bonne part. Quoi qu'il en soit, il est incontestable que généralement parlant nos estomacs sont plus irritables, plus délicats et supportent infiniment moins les excès que ceux de nos aïeux qui, renfermés dans une vie morale plus limitée et moins tourmentée d'ambitions, conséquemment plus calme et infiniment plus heureuse, se laissaient aller à des excès de table auxquels ne pourraient guères résister nos plus solides d'à-présent.

D'un autre côté, leur cuisine forte et excitante était en rapport avec la force de leur estomac ; tandis que nous avons été obligés d'adoucir de plus en plus nos mets, et de nous sevrer en grande partie des vins fins et des liqueurs alcooliques. Nous ne buvons plus que par gouttes ce que nos aïeux buvaient à pleins verres. Ce n'est pas vertu chez nous, c'est nécessité. Aussi, dès que nous dépassons la portée de notre estomac, nous sentons le besoin de la sobriété. Que de gens, maintenant, sont obligés de racheter par un ou deux jours de diète, une journée épicurienne !

Les dérangements d'estomac et les mauvaises digestions sont incontestablement très fréquents en France, depuis déjà nombre d'années. Je puis en parler savamment, car j'ai consacré trente années de ma vie à la recherche et à l'étude des nombreuses et diverses maladies de l'estomac et des intestins.

J'ai consigné dans plusieurs écrits le fruit de ma longue observation.

L'estomac, les voies digestives entières sont loin d'être un tube inerte, et si dans l'état tout à fait normal ce conduit se montre presque insensible au passage des aliments et des liquides qui sont plus ou moins appropriés à l'usage de l'homme, il n'en est pas de même quand il est sorti de cet état normal par des causes quelconques. C'est alors que commencent les difficultés pour apprécier les modifications morbides qu'ont subies les voies digestives, et mesurer nonseulement l'emploi des moyens médicamenteux que ces modifications peuvent réclamer mais encore et surtout l'alimentation la plus appropriée pour fournir à la nutrition, sans trop contribuer à l'augmentation et à l'entretien de la souffrance des organes de la digestion. Pour moi, cette étude a été toujours la plus importante, et a fait spécialement l'objet de mes préoccupations médicales. Que de maladies graves de l'estomac doivent leur origine, non-seulement à l'oubli des préceptes de l'hygiène, mais aussi à l'usage intempestif de remèdes contraires et à une alimentation non appropriée.

L'alimentation contraire fait en général plus de mal dans les affections de l'estomac que les remèdes, car ceux-ci, s'ils sont réellement nuisibles, l'estomac se révolte et les rejette; puis le malade éprouve bientôt pour eux une répugnance, une aversion invincible. Il n'en est pas de même des aliments; car l'homme malade n'est pas comme l'animal qui se tient coi dès qu'il n'a pas faim; il exagère les besoins de nutrition, il ne voit sa vie que dans les aliments, et bien qu'il n'ait pas d'appétence pour eux, il se fait effort pour les avaler, excité aussi en cela par ceux qui l'entourent; et encore, s'il se limitait aux substances nutritives les plus douces, les plus légères, les plus digestives, ce ne serait qu'un demi-mal; mais il préfère souvent celles qui sont excitantes et mieux en rapport avec son palais dégoûté.

Ces remarques, vraies pour toutes les maladies aiguës où

l'estomac, comme tout le reste de l'organisme, souffre plus ou moins sympathiquement et où la diète est de rigueur, le sont bien davantage pour les gastrites, gastro-entérites aiguës, et surtout pour ces maladies à l'état chronique. Car, dans la gastrite et la gastro-entérite à l'état aigu, la diète est presque forcée par les vomissements qui accompagnent d'ordinaire ces affections. Mais il en est autrement dans la gastrite, l'entérite et la gastro-entérite chroniques. Ici, le corps languit, s'affaiblit et s'amaigrit de plus en plus par la difficulté de la digestion; l'appétit existe encore à un certain degré, il est même, dans certains cas, impérieux et tyrannique. Le désir des aliments est donc en quelque sorte fondé, car il est provoqué par l'irritation qui agace l'estomac et occasionne une fausse faim, et aussi par le sentiment de la ruine du corps, résultat du défaut de nutrition. C'est dans ces états morbides que le régime diététique est la chose du monde la plus importante, autant pour empêcher l'aggravation du mal que pour le guérir; et c'est malheureusement dans ces cas, que l'alimentation est la plus difficile à régler pour la quantité comme pour la qualité. Sous ce rapport, je puis me glorifier d'avoir ramené à un rétablissement complet, à une santé solide des sujets atteints d'affections chroniques qui faisaient leur désespoir, et qui leur donnaient des inquiétudes sérieuses.

Une fois la meilleure alimentation trouvée pour l'état morbide de l'estomac et son anomalie particulière, la difficulté, l'ennuyeux, le désespérant même pour le malade comme pour le médecin, c'est la persévérance, persévérance qui doit conduire à la guérison, mais lentement, sans grand changement appréciable d'un jour à l'autre. De sorte que pour le succès, il faut que le malade autant que son médecin aient foi dans le régime pour ne pas être tentés d'en sortir pour de nouveaux essais; et ce qu'il faut surtout, c'est au moins un cas de guérison de la même maladie, qu'on puisse offrir au malade comme encouragement.

Dès que le régime n'est plus approprié, le mal persiste ou

s'aggrave, et le plus souvent, s'il n'y a pas maladie organique, il s'éternise en se transformant plus ou moins sous l'influence des médications variées mises en usage. En un mot, si l'on ne meurt pas, on traine une existence pénible.

Etant trop limité dans ce petit travail, pour préciser toutes les indications du régime alimentaire, ce que j'ai fait, du reste, dans d'autres écrits, je me bornerai ici à appeler l'attention des malades autant que celle de mes confrères sur l'importance de la diététique dans toutes les maladies, spécialement dans celles qui ont leur siége dans les voies digestives.

Mais ce que je puis offrir ici comme le résumé de mes études sur les diverses substances nutritives, c'est une fécule dont j'ai pu apprécier depuis plusieurs années les propriétés digestives et bienfaisantes. Je crois donc rendre un service à l'humanité en donnant de la publicité à cette fécule. J'ai dù jusqu'à présent en tenir secrète la composition, car, demandant beaucoup de soins dans le choix et la préparation des substances qui la composent, elle n'a de valeur certaine à mes yeux qu'autant que mes moyens de préparation sont suivis avec la plus scrupuleuse exactitude. C'est à ces conditions que j'ai consenti à la livrer à une maison de commerce.

Je terminerai cet opuscule par quelques détails sur les propriétés de ma fécule.

L'alimentation, comme je l'ai dit plus haut, étant tout ou presque tout dans les maladies des organes de la digestion, l'important et le plus difficile est le choix des substances nutritives, pour la qualité, pour la quantité et aussi pour le goût du malade. De mes recherches à cet égard, je suis arrivé à la composition d'une fécule qui renferme, à des proportions diverses, les produits des céréales qui m'avaient le plus constamment réussi. Je puis donc donner ma fécule comme l'expression de ce qu'il y a de plus léger et de plus digestif; elle a tous les avantages des fécules sans en avoir les inconvénients; car, bien qu'essentiellement nutritive comme elles, elle n'a pas leur fadeur qui répugne bien vite, autant à l'estomac qu'à la bouche. Grâce à la torréfaction de quelques uns de ses éléments, ma fécule a une légère amertume qui fait qu'on ne s'en dégoûte jamais entièrement; au contraire, on y prend goût parce que légèrement tonique, elle se digère bien et plait toujours à l'estomac.

Sans exagération et sans prétention aucune, ma fécule est ce qu'il y a de mieux jusqu'à présent en fait de substances nutritives de ce genre; il ne s'agit que d'en faire usage pour l'apprécier. Elle convient aux estomacs sains, et leur est d'un grand secours pour les maintenir ou les faire rentrer dans les bonnes conditions normales; prise le matin à jeun, elle satisfait les premiers besoins de l'estomac, et prépare ce viscère à de bonnes digestions en provoquant légèrement l'appétit. Elle n'est pas moins utile entre les repas pour peu que l'estomac ait besoin.

Les voies digestives sont-elles surexcitées par quelque excès ou autre cause, l'usage exclusif de ma fécule une partie de la journée, ou durant vingt-quatre au besoin, les rétablit entièrement, et prévient conséquemment beaucoup d'accidents, tels qu'indigestion, crampes d'estomac, coliques, etc.

Ma fécule, par sa propriété légèrement astringente, obvie mieux et plus promptement que toute autre chose aux dérangements du ventre, tels que vents, ballonnement et diarrhée, pour peu que le régime en seconde les bons effets. Sous ce rapport, elle convient aux personnes qui viennent séjourner à Paris, pour les préserver de la cholérine à laquelle on est plus ou moins exposé avant l'acclimatement. Elle est une grande ressource, comme aliment, pour les voyages de long cours, même pour remédier au mal de mer.

Cette fécule est salutaire aux vieillards comme aux enfants, car elle offre à leurs estomacs débiles ou tendres un aliment qui, tout en nourrissant suffisamment, demande peu de travail à ces viscères et qui, au contraire, leur imprime un peu de ton; elle est d'une grande importance dans la convalescence des maladies aiguës, et surtout dans le traitement des affections chroniques des voies digestives. D'après mon expérience, que tout le monde pourra vérifier, je ne sais rien de plus léger, qui se digère mieux et qui remonte les forces, comme premier aliment, que ma fécule dans la convalescence d'une maladie aiguë. C'est assez dire que, quoique plus nutritive, elle est plus légère et moins capable de rallumer la fièvre que le bouillon de poulet; mais il faut qu'elle soit en bouillie en quelque sorte liquide. Peu à peu on la donne plus épaisse, et elle peut suffire jusqu'à ce que l'estomac puisse recevoir des aliments substantiels.

Dans la gastrite, l'entérite, la gastro-entérite chroniques, et dans toutes les nombreuses anomalies de l'estomac, ma fécule est ce qui passe le mieux en fait d'aliments, pour peu qu'elle soit préparée selon les indications; et c'est sous ce rapport qu'elle mérite le nom de *Trésor de l'Estomac*. Elle est d'un grand secours dans les dyssenteries chroniques des enfants comme des adultes, par sa digestion facile, sa propriété un peu astringente, et par le peu de résidus qu'elle laisse dans le tube digestif.

Une bouillie légère de ma fécule s'allie parfaitement bien avec l'allaitement, et est très favorable aux enfants pour corriger ou atténuer le lait parfois contraire de leurs nourrices.

Ma Fécule se prépare à l'eau seulement ou au beurre, au lait, au bouillon de poulet et au bouillon de bœuf. Dans tous les cas où il y a irritation, — et ce sont les plus nombreux, — c'est à l'eau légèrement salée avec ou sans sucre, selon le goût du malade, et réduite en légère bouillie, qu'elle convient le mieux.

Si l'estomac est un peu plus capable, on y ajoute du beurre ou du lait; ce qui la rend plus agréable au goût.

Faut-il corroborer, on la prépare au bouillon, et on la prend comme potage ordinaire; c'est de cette manière qu'on en peut faire usage en état de santé dans les repas.

Enfin, vingt-cinq centigrammes de lactate de fer ajouté à chaque bol de ma fécule, une fois le jour, est une préparation qui peut rendre de très grands services aux jeunes personnes atteintes de chlorose ou pâles couleurs, comme à tous les sujets épuisés par des pertes de sang.

LYON. — Imprimerie de B. Boursy, grande rue Mercière, 66.